L'art de la longévité (Stratégies pour vivre une vie épanouissante et saine)

Science, stratégies et réflexions sur la vie longue et bien vivre

JARROD S. THILL

Contenu

Chapitre 1 : Pourquoi la longévité est importante

La longévité, ou la durée de vie d'une personne, est un sujet qui suscite de plus en plus d'intérêt et d'importance dans la société moderne. Avec les progrès de la technologie médicale et l'évolution démographique des populations du monde entier, les gens vivent plus longtemps que jamais. On estime que d'ici 2050, la population mondiale de personnes âgées de 65 ans et plus atteindra 1,5 milliard, soit près de 16 % de la population totale.

L'augmentation de la longévité a de nombreuses implications positives pour les individus, la société et l'économie mondiale. Une espérance de vie plus longue signifie que les gens peuvent passer plus d'années avec leur famille et leurs proches, poursuivre leurs intérêts et leurs passions et avoir un plus grand impact sur le monde qui les entoure. De plus, les personnes âgées peuvent apporter des compétences et une expérience précieuse sur le lieu de travail et contribuer à la productivité globale de la société.

En outre, vivre longtemps présente plusieurs autres avantages. Des études ont montré qu'une espérance de vie plus longue est associée à une meilleure santé physique et mentale, à une réduction des taux de maladies chroniques et à une plus grande stabilité financière. De plus, une espérance de vie plus longue donne aux individus un plus grand sens à la vie, car ils ont plus de temps pour poursuivre leurs objectifs et leurs passions.

Cependant, si la longévité a de nombreuses implications positives, le vieillissement pose également des défis. À mesure que les individus vieillissent, ils peuvent connaître un déclin physique et cognitif, des maladies chroniques et un isolement social, ce qui peut avoir un impact sur leur qualité de vie. En outre, les personnes âgées peuvent être confrontées à la discrimination et à l'âgisme, ce qui limite leurs opportunités et leur potentiel.

Il est donc essentiel d'explorer les facteurs qui contribuent à la longévité et d'élaborer des stratégies visant à prolonger et à améliorer la qualité de vie des personnes âgées. Cela nécessite une approche multidisciplinaire intégrant les connaissances des domaines de la médecine, de la santé publique, de la psychologie, de la sociologie et de l'économie.

Dans les chapitres suivants de ce livre, nous approfondirons les différents aspects de l'art de la longévité. Nous explorerons le rôle de l'état d'esprit, du mode de vie, de la nutrition, de l'exercice, du sommeil, de la gestion du stress, de la forme cognitive, de la prévention des maladies et de la spiritualité dans la promotion d'un vieillissement en bonne santé. De plus, nous examinerons les implications sociales et économiques de l'augmentation de la longévité et les stratégies que les individus et la société peuvent adopter pour garantir que chacun ait la possibilité de vivre une vie longue et épanouie.

LLa longévité est importante car elle a le potentiel de transformer la vie des individus, la société et l'économie mondiale. En comprenant les facteurs qui contribuent à la longévité et en élaborant des stratégies visant à promouvoir un vieillissement en bonne santé, nous pouvons libérer tout le potentiel d'une espérance de vie plus longue et créer un monde meilleur pour tous.

La science du vieillissement

La science du vieillissement est un domaine complexe et multidisciplinaire qui englobe un large éventail de disciplines, notamment la biologie, la génétique, la psychologie et la sociologie. Il cherche à comprendre les changements biologiques, psychologiques et sociaux qui se produisent à mesure que les individus vieillissent et comment ces changements affectent la santé et le bien-être.

L'un des processus biologiques fondamentaux à l'origine du vieillissement est le déclin progressif de la capacité des cellules à maintenir leur intégrité structurelle et fonctionnelle. Ce processus, connu sous le nom de sénescence cellulaire, serait influencé par une série de facteurs, notamment des mutations génétiques, des expositions environnementales et des facteurs liés au mode de vie tels que l'alimentation et l'exercice. Au fil du temps, l'accumulation de dommages cellulaires peut conduire à toute une série de maladies liées à l'âge, notamment le cancer, les maladies cardiovasculaires et les troubles neurodégénératifs tels que la maladie d'Alzheimer.

Un autre aspect important de la science du vieillissement est l'étude des facteurs génétiques qui contribuent à la longévité. Les chercheurs ont identifié plusieurs variantes génétiques qui semblent être associées à une durée de vie accrue et à une réduction du risque de maladies liées à l'âge.

Par exemple, des variantes du gène FOXO3A ont été associées à une longévité accrue, tandis que des variantes du gène APOE ont été associées à un risque accru de maladie d'Alzheimer.

Les facteurs psychologiques et sociaux jouent également un rôle crucial dans le processus de vieillissement. Par exemple, des recherches ont montré que l'isolement social et la solitude peuvent augmenter le risque de dépression, de déclin cognitif et de mortalité chez les personnes âgées. À l'inverse, maintenir des liens sociaux solides et s'engager dans des activités significatives peut favoriser le bien-être mental et physique plus tard dans la vie.

Dans l'ensemble, la science du vieillissement est un domaine en évolution rapide qui génère de nouvelles connaissances sur les processus complexes qui sont à la base du processus de vieillissement. En comprenant les facteurs biologiques, psychologiques et sociaux qui influencent le vieillissement, les chercheurs espèrent développer de nouvelles stratégies pour promouvoir un vieillissement en bonne santé et réduire le fardeau des maladies liées à l'âge.

Les avantages de vivre plus longtemps

Les avantages de vivre plus longtemps sont nombreux et variés, avec des implications positives pour les individus, la société et l'économie mondiale. Alors que l'espérance de vie continue d'augmenter dans le monde, il est important de comprendre les nombreux avantages qui découlent d'une durée de vie plus longue.

Plus de temps passé avec ses proches : L'un des avantages les plus évidents de vivre plus longtemps est la possibilité de passer plus de temps avec ses proches. Les personnes âgées ont la possibilité de voir leurs enfants et petits-enfants grandir et de nouer des relations durables avec leur famille et leurs amis.

De plus grandes opportunités de croissance personnelle : Plus les années s'accompagnent de plus d'opportunités de croissance personnelle et de découverte de soi. Les personnes âgées peuvent poursuivre leurs intérêts, acquérir de nouvelles compétences et s'engager dans des activités significatives qui apportent épanouissement et sens à leur vie.

Bien-être émotionnel amélioré : des recherches ont montré que les personnes âgées ont tendance à ressentir une plus grande stabilité émotionnelle et un plus grand bien-être que les adultes plus jeunes. Cela peut être dû en partie à un plus grand sens de sagesse et de perspective qui vient avec l'âge.

Sécurité financière accrue : Une espérance de vie plus longue signifie également plus d'années pour accumuler des richesses et épargner en vue de la retraite, ce qui conduit à une plus grande sécurité financière plus tard dans la vie. Cela peut réduire le risque de pauvreté et de difficultés financières pendant la vieillesse.

Contributions à la société : Les personnes âgées possèdent une richesse de connaissances, de compétences et d'expériences qui peuvent profiter à la société dans son ensemble. Ils peuvent servir de mentors, de bénévoles et de dirigeants communautaires et contribuer à la productivité et au bien-être global de leurs communautés.

Taux réduits de maladies chroniques : Les progrès de la technologie médicale et de la santé publique ont conduit à des réductions significatives de l'incidence et de la prévalence des maladies chroniques telles que les maladies cardiaques, le cancer et le diabète. Cela signifie que les personnes âgées d'aujourd'hui ont plus de chances de jouir d'une bonne santé et d'une indépendance plus tard dans la vie.

Possibilités d'apprentissage continu : Grâce à un meilleur accès à l'information et à l'éducation, les personnes âgées ont aujourd'hui plus que jamais de possibilités de continuer à apprendre et de rester intellectuellement engagées. Cela peut aider à maintenir la fonction cognitive et à réduire le risque de déclin cognitif et de démence.

Lien social accru : Le maintien de liens sociaux solides est crucial pour le bien-être émotionnel et physique, et les personnes âgées ont aujourd'hui plus que jamais la possibilité de rester en contact avec les autres. Cela inclut les communautés en ligne, les réseaux sociaux et d'autres technologies qui peuvent aider les personnes âgées à rester engagées et connectées avec les autres.

Un plus grand sens du but et du sens : Avec plus d'années vient l'occasion de réfléchir à sa vie et de trouver un plus grand sens et un plus grand but. De nombreuses personnes âgées découvrent qu'elles sont capables d'avoir un impact significatif sur le monde qui les entoure, que ce soit par le biais du bénévolat, du mentorat ou d'autres activités.

Dans l'ensemble, les avantages de vivre plus longtemps sont nombreux et considérables. En comprenant les nombreux aspects positifs du vieillissement, nous pouvons élaborer des stratégies visant à promouvoir un vieillissement en bonne santé et à réduire le fardeau des maladies liées à l'âge, et à créer un monde meilleur pour tous.

Défis du vieillissement et comment les surmonter

Le vieillissement entraîne une variété de défis qui peuvent avoir un impact sur le bien-être physique, émotionnel et social. Cependant, grâce à la sensibilisation, à la planification et au soutien, bon nombre de ces défis peuvent être surmontés. Voici quelques défis courants liés au vieillissement et des stratégies pour les relever :

Déclin physique : À mesure que nous vieillissons, nous constatons un déclin progressif de la fonction physique, notamment une réduction de la masse musculaire et de la densité osseuse, une diminution de la flexibilité et des temps de réaction plus lents. Pour surmonter ces défis, il est important de maintenir une alimentation saine, de faire régulièrement de l'exercice et de se tenir au courant des examens de santé préventifs et des soins médicaux.

Déclin cognitif : Le vieillissement peut également entraîner des modifications de la fonction cognitive, notamment un ralentissement de la vitesse de traitement, une diminution de la mémoire et une diminution de l'attention. Pour surmonter ces défis, il est important de participer à des activités mentalement stimulantes telles que des puzzles, des jeux et la lecture. L'exercice physique régulier peut également contribuer à améliorer la fonction cognitive.

Isolement social : Le vieillissement peut parfois conduire à l'isolement social, ce qui peut avoir des conséquences négatives sur le bien-être émotionnel. Pour surmonter ce défi, il est important de maintenir des liens sociaux en restant en contact avec la famille et les amis, en participant à des activités communautaires et en faisant du bénévolat.

Insécurité financière : De nombreuses personnes âgées sont confrontées à des difficultés financières, notamment une épargne-retraite insuffisante et une hausse des coûts des soins de santé. Pour surmonter ces défis, il est important de planifier sa retraite tôt et de profiter de ressources telles que les comptes de retraite et les services de planification financière.

Prestation de soins : De nombreuses personnes âgées ont besoin de soins, que ce soit pour elles-mêmes ou pour leur conjoint ou partenaire. Pour surmonter ce défi, il est important de communiquer ouvertement avec les membres de la famille et les prestataires de soins de santé, de rechercher des ressources en matière de soins et des groupes de soutien, et de planifier les besoins en matière de soins à long terme.

Problèmes de santé chroniques : Les problèmes de santé chroniques tels que le diabète, les maladies cardiaques et l'arthrite sont courants chez les personnes âgées et peuvent avoir un impact sur la qualité de vie. Pour surmonter ces défis, il est important de gérer ces conditions avec des soins médicaux appropriés, des changements de mode de vie et le soutien de la famille et des prestataires de soins de santé.

Perte d'indépendance : Le vieillissement peut parfois entraîner une perte d'autonomie, que ce soit en raison d'un déclin physique ou cognitif. Pour surmonter ce défi, il est important de rester engagé dans des activités qui donnent un but et un sens, de rechercher le soutien des prestataires de soins de santé et des ressources communautaires, et de planifier les besoins en matière de soins de longue durée.

Dans l'ensemble, les défis du vieillissement peuvent être surmontés grâce à la sensibilisation, à la planification et au soutien. En prenant des mesures proactives pour relever ces défis, les personnes âgées peuvent maintenir leur bien-être physique, émotionnel et social et continuer à mener une vie épanouissante et pleine de sens.

Chapitre 2 : État d'esprit et style de vie

L'état d'esprit et le mode de vie sont deux facteurs importants qui peuvent avoir un impact considérable sur la santé et le bien-être à mesure que nous vieillissons. Développer un état d'esprit positif et adopter un mode de vie sain peut aider les personnes âgées à rester en bonne forme physique et mentale, à conserver leur indépendance et leur objectif, et à profiter d'une qualité de vie élevée. Voici quelques facteurs clés à considérer :

État d'esprit : Un état d'esprit positif peut avoir un impact considérable sur la santé et le bien-être en général. Des recherches ont montré qu'une attitude positive peut contribuer à réduire le stress, à améliorer les fonctions cognitives et même à prolonger l'espérance de vie. Pour cultiver un état d'esprit positif, il peut être utile de pratiquer la gratitude, de s'engager dans des pratiques de pleine conscience et de maintenir un sens et un but.

Activité physique : Une activité physique régulière est essentielle au maintien de la santé physique et à la prévention des maladies chroniques telles que les maladies cardiaques, le diabète et l'arthrite. Les personnes âgées devraient viser au moins 150 minutes d'exercice d'intensité modérée par semaine, y compris des activités d'aérobic et de musculation. L'exercice peut également améliorer l'humeur et la fonction cognitive.

Régime équilibré : Une alimentation saine est importante pour maintenir la santé globale et prévenir les maladies chroniques. Les personnes âgées devraient s'efforcer d'avoir une alimentation équilibrée comprenant une variété de fruits, de légumes, de grains entiers, de protéines maigres et de graisses saines. Une hydratation adéquate est également importante pour maintenir la santé globale.

Connexion sociale : Les liens sociaux sont importants pour le bien-être émotionnel et peuvent aider à prévenir les sentiments de solitude et d'isolement. Les personnes âgées devraient s'efforcer d'entretenir des relations avec leur famille et leurs amis, de participer à des activités communautaires et de rechercher des opportunités de liens sociaux.

Stimulation mentale : La stimulation mentale est importante pour maintenir la fonction cognitive et prévenir le déclin cognitif. Les personnes âgées devraient participer à des activités mentalement stimulantes telles que lire, acquérir de nouvelles compétences et jouer à des jeux ou à des puzzles.

Dormir : Un sommeil suffisant est important pour maintenir la santé et le bien-être en général. Les personnes âgées devraient viser 7 à 9 heures de sommeil par nuit et établir un horaire de sommeil régulier.

Réduction du stress : Le stress chronique peut avoir des impacts négatifs sur la santé et le bien-être. Les personnes âgées devraient développer des stratégies pour gérer le stress, comme la méditation, la respiration profonde ou la participation à des activités relaxantes comme le yoga ou le tai-chi.

Dans l'ensemble, cultiver un état d'esprit positif et adopter un mode de vie sain peut avoir un impact considérable sur la santé et le bien-être à mesure que nous vieillissons. En apportant des changements positifs à nos habitudes et routines quotidiennes, les personnes âgées peuvent maintenir leur santé physique et mentale, conserver leur indépendance et leur objectif, et profiter d'une qualité de vie élevée.

L'importance d'un état d'esprit positif

Un état d'esprit positif peut avoir un impact considérable sur la santé et le bien-être à tout âge, mais il est particulièrement important à mesure que nous vieillissons. Un état d'esprit positif peut aider les personnes âgées à conserver un sens à leur vie, à améliorer leurs fonctions cognitives, à réduire leur stress et même à prolonger leur espérance de vie. Voici quelques avantages clés de cultiver un état d'esprit positif :

Amélioration du bien-être émotionnel : Un état d'esprit positif peut aider à réduire les sentiments d'anxiété et de dépression, à améliorer l'humeur et à améliorer le bien-être émotionnel global. En se concentrant sur les aspects positifs de la vie et en trouvant un sens et un but à leurs activités quotidiennes, les personnes âgées peuvent conserver une attitude positive et profiter d'une meilleure qualité de vie.

Meilleure fonction cognitive : Un état d'esprit positif peut également améliorer la fonction cognitive et aider à prévenir le déclin cognitif. La recherche a montré que s'engager dans une pensée positive et maintenir un sens et un sens peut améliorer la mémoire, l'attention et la fonction exécutive.

Résilience accrue : Un état d'esprit positif peut également accroître la résilience face aux défis de la vie. En conservant une attitude positive et en se concentrant sur les solutions plutôt que sur les problèmes, les personnes âgées peuvent mieux faire face aux situations difficiles et surmonter les obstacles.

Santé physique améliorée : Un état d'esprit positif peut également avoir un impact sur la santé physique, notamment en réduisant le risque de maladies chroniques telles que les maladies cardiaques, le diabète et l'hypertension. Une attitude positive peut également améliorer la fonction immunitaire et réduire l'inflammation dans le corps.

Espérance de vie plus longue : Enfin, un état d'esprit positif a été associé à une espérance de vie plus longue. Des études ont montré que les individus ayant une vision positive de la vie ont tendance à vivre plus longtemps et à bénéficier d'une meilleure qualité de vie au cours de leurs dernières années.

Dans l'ensemble, cultiver un état d'esprit positif est crucial pour maintenir la santé et le bien-être à mesure que nous vieillissons. En se concentrant sur les aspects positifs de la vie, en trouvant un sens et un but dans les activités quotidiennes et en maintenant un sentiment de résilience et d'optimisme, les personnes âgées peuvent profiter d'une meilleure qualité de vie et augmenter leur espérance de vie.

Stratégies pour rester actif et engagé

Rester actif et engagé est essentiel pour maintenir la santé physique, le bien-être mental et un sentiment d'utilité et d'épanouissement à mesure que nous vieillissons. Voici quelques stratégies clés pour rester actif et engagé plus tard dans la vie :

Exercice régulier : L'exercice régulier est essentiel pour maintenir la santé physique et prévenir les maladies chroniques telles que les maladies cardiaques, le diabète et l'arthrite. Les personnes âgées devraient viser au moins 150 minutes d'exercice d'intensité modérée par semaine, y compris des activités d'aérobic et de musculation.

Poursuivre des passe-temps et des intérêts : La poursuite de passe-temps et d'intérêts peut aider les personnes âgées à rester engagées et épanouies. Qu'il s'agisse de lire, de peindre, de jouer de la musique ou de jardiner, trouver des activités qui apportent de la joie et de l'épanouissement peut aider à maintenir un but et un sens.

Faire du bénévolat : Le bénévolat peut offrir des opportunités de redonner à la communauté, de se connecter avec les autres et d'acquérir un sentiment d'épanouissement. Il existe de nombreuses opportunités de bénévolat pour les personnes âgées, allant des programmes de mentorat aux projets de service communautaire.

Activités sociales : Les liens sociaux sont importants pour le bien-être émotionnel et peuvent aider à prévenir les sentiments de solitude et d'isolement. Les personnes âgées devraient s'efforcer d'entretenir des relations avec leur famille et leurs amis, de participer à des activités communautaires et de rechercher des opportunités de liens sociaux.

Apprentissage tout au long de la vie : L'apprentissage tout au long de la vie peut aider à garder l'esprit vif et engagé. Qu'il s'agisse de suivre des cours dans un collège communautaire local, d'assister à des conférences ou de lire des livres sur de nouveaux sujets, l'apprentissage peut offrir des opportunités de croissance et de stimulation.

Voyage : Les voyages peuvent offrir des opportunités d'explorer de nouveaux endroits, de rencontrer de nouvelles personnes et de vivre de nouvelles expériences. Qu'il s'agisse d'une escapade d'un week-end ou d'un voyage plus long, les voyages peuvent contribuer à rendre la vie intéressante et engageante.

Technologie : La technologie peut offrir la possibilité de rester en contact avec sa famille et ses amis, de poursuivre des passe-temps et des intérêts et d'accéder à des informations et à des ressources. Les personnes âgées devraient envisager d'acquérir de nouvelles compétences technologiques et de se tenir au courant des nouveaux outils et ressources disponibles.

Dans l'ensemble, rester actif et engagé est crucial pour maintenir la santé physique, le bien-être mental et un sentiment de but et d'épanouissement à mesure que nous vieillissons. En poursuivant leurs passe-temps et intérêts, en faisant du bénévolat, en restant socialement connectées, en s'engageant dans un apprentissage continu et en utilisant la technologie pour rester connectées et informées, les personnes âgées peuvent maintenir un style de vie épanouissant et engagé.

Le rôle des liens sociaux et de la communauté

Les liens sociaux et la communauté jouent un rôle essentiel dans la santé et le bien-être des personnes âgées. L'isolement social et la solitude peuvent avoir un impact négatif sur la santé physique, la santé mentale et la qualité de vie en général. Voici quelques façons dont les liens sociaux et la communauté peuvent profiter aux personnes âgées :

Soutien affectif : Les liens sociaux fournissent un soutien émotionnel et peuvent aider les personnes âgées à faire face aux défis et au stress du vieillissement. Avoir un réseau d'amis et de membres de la famille qui peuvent apporter un soutien émotionnel peut réduire les sentiments de solitude et d'isolement et favoriser le bien-être émotionnel global.

Santé physique : Les liens sociaux peuvent également être bénéfiques pour la santé physique en favorisant des comportements sains tels que l'exercice régulier, une alimentation saine et un sommeil suffisant. Les liens sociaux peuvent également réduire le risque de maladies chroniques telles que les maladies cardiaques et la dépression.

Santé mentale : Les liens sociaux peuvent améliorer la santé mentale en réduisant les sentiments de solitude, de dépression et d'anxiété. Les activités sociales telles que le bénévolat, la participation à des événements communautaires et l'adhésion à des clubs et à des organisations peuvent donner un sentiment d'utilité et d'appartenance.

Fonction cognitive : Les liens sociaux peuvent également améliorer la fonction cognitive en offrant des opportunités de stimulation mentale et d'engagement. Des activités telles que jouer à des jeux, assister à des conférences et participer à des discussions de groupe peuvent aider à garder l'esprit vif et actif.

Sens du but : Les liens sociaux et la communauté peuvent donner un sens à la vie. Le bénévolat, la participation à des événements communautaires et la participation à des activités sociales peuvent offrir des opportunités de contribuer à la société et de faire une différence dans le monde.

Réseaux de soutien : Les liens sociaux peuvent fournir un réseau de soutien en cas de besoin, comme en cas de maladie ou de soins. Avoir un réseau d'amis et de membres de la famille qui peuvent fournir un soutien pratique et émotionnel peut s'avérer inestimable.

Dans l'ensemble, les liens sociaux et la communauté jouent un rôle crucial dans la santé et le bien-être des personnes âgées. En entretenant des liens sociaux, en participant à des événements communautaires et en s'engageant dans des activités sociales, les personnes âgées peuvent promouvoir la santé physique, la santé mentale et la qualité de vie en général.

Chapitre 3 : Nutrition et exercice

La nutrition et l'exercice physique sont deux éléments clés d'un mode de vie sain, surtout à mesure que nous vieillissons. Une bonne alimentation et une activité physique régulière peuvent aider à prévenir des maladies chroniques telles que les maladies cardiaques, le diabète et l'obésité, et peuvent favoriser la santé physique et mentale globale. Voici quelques points clés à considérer en matière de nutrition et d'exercice :

Nutrition :

1. Alimentation équilibrée : Une alimentation équilibrée est essentielle au maintien d'une bonne santé. Les personnes âgées devraient viser une variété d'aliments riches en nutriments, comme les fruits, les légumes, les grains entiers, les sources de protéines maigres et les graisses saines. Une alimentation équilibrée peut aider à maintenir les niveaux d'énergie, à favoriser une bonne digestion et à prévenir les maladies chroniques.

2. Hydratation : Rester hydraté est important pour la santé globale, surtout en vieillissant. Les personnes âgées devraient s'efforcer de boire au moins 8 tasses d'eau par jour et éviter les boissons sucrées ou riches en calories.

3. Contrôle des portions : les personnes âgées doivent faire attention à la taille des portions et éviter de trop manger. En vieillissant, notre métabolisme ralentit et nous avons besoin de moins de calories. Manger des repas plus petits et plus fréquents tout au long de la journée peut aider à maintenir les niveaux d'énergie et à éviter de trop manger.

4. Suppléments : les personnes âgées peuvent avoir besoin de prendre des suppléments pour s'assurer qu'elles reçoivent toutes les vitamines et tous les minéraux nécessaires. Les suppléments tels que le calcium, la vitamine D et la vitamine B12 peuvent être particulièrement importants pour les personnes âgées.

Exercise :

1. Exercice aérobie : les exercices aérobiques, comme la marche, la natation ou le vélo, sont importants pour maintenir la santé cardiovasculaire et promouvoir la forme physique globale. Les personnes âgées devraient viser au moins 150 minutes d'exercice aérobique d'intensité modérée par semaine.

2. Entraînement de force : L'entraînement de force est important pour maintenir la masse musculaire et la densité osseuse, qui diminuent toutes deux avec l'âge. Les personnes âgées devraient viser des exercices de musculation au moins deux fois par semaine.

3. Flexibilité et équilibre : les personnes âgées devraient également inclure des exercices pour améliorer la flexibilité et l'équilibre, comme le yoga ou le tai-chi. Ces exercices peuvent aider à réduire le risque de chute et à maintenir la mobilité.

4. Progression progressive : les personnes âgées devraient augmenter progressivement l'intensité et la durée de leur programme d'exercice pour éviter les blessures et

s'assurer qu'elles tirent le meilleur parti de leur entraînement.

Dans l'ensemble, une bonne alimentation et une activité physique régulière sont des éléments essentiels d'un mode de vie sain pour les personnes âgées. En suivant une alimentation équilibrée, en restant hydratée, en prenant les suppléments nécessaires et en pratiquant régulièrement des exercices d'aérobic, de musculation, de flexibilité et d'équilibre, les personnes âgées peuvent maintenir une bonne santé et favoriser leur bien-être général.

La science de la nutrition et du vieillissement

La science de la nutrition et du vieillissement a suscité une attention considérable ces dernières années, les chercheurs cherchant à comprendre le rôle de la nutrition dans la promotion d'un vieillissement en bonne santé. Le vieillissement est associé à un certain nombre de changements qui peuvent avoir un impact sur les besoins nutritionnels et l'absorption des nutriments, tels que des modifications de la composition corporelle, une activité physique réduite et des modifications de la fonction gastro-intestinale. Voici quelques points clés à considérer en matière de science de la nutrition et du vieillissement :

Besoins nutritionnels : Les personnes âgées peuvent avoir des besoins nutritionnels différents de ceux des adultes plus jeunes en raison de changements dans la composition corporelle et le métabolisme. Par exemple, les personnes âgées peuvent avoir besoin de plus de protéines pour maintenir leur masse musculaire, ainsi que de calcium, de vitamine D et de vitamine B12 supplémentaires pour maintenir la santé de leurs os.

Fonction digestive : La fonction digestive peut changer avec l'âge, ce qui peut avoir un impact sur l'absorption des nutriments. Par exemple, les personnes âgées peuvent produire moins d'acide gastrique, ce qui peut rendre plus difficile l'absorption de certains nutriments comme la vitamine B12. De plus, la constipation est un problème courant chez les personnes âgées, ce qui peut avoir un impact sur l'absorption des nutriments et sur la santé globale.

Conditions chroniques : Les maladies chroniques telles que le diabète, les maladies cardiaques et rénales peuvent avoir un impact sur les besoins nutritionnels et l'absorption des nutriments. Par exemple, les personnes atteintes de diabète devront peut-être surveiller leur apport en glucides et leur taux de sucre dans le sang, tandis que celles souffrant d'une maladie rénale devront peut-être limiter leur apport en protéines.

Médicaments : Les personnes âgées peuvent prendre divers médicaments, ce qui peut avoir un impact sur l'absorption et le métabolisme des nutriments. Par exemple, certains médicaments peuvent interférer avec le métabolisme de la vitamine D, ce qui peut avoir un impact sur la santé des os.

Modèles alimentaires : Les habitudes alimentaires peuvent jouer un rôle important dans la santé et le bien-être en général, surtout à mesure que nous vieillissons. La recherche a montré qu'une alimentation riche en fruits, légumes, grains entiers et sources de protéines maigres peut favoriser un vieillissement en bonne santé et réduire le risque de maladies chroniques.

Dans l'ensemble, la science de la nutrition et du vieillissement est complexe et multiforme, avec de nombreux facteurs ayant un impact sur les besoins nutritionnels et l'absorption des nutriments. En comprenant ces facteurs et en suivant une alimentation équilibrée qui répond aux besoins nutritionnels individuels, les personnes âgées peuvent favoriser un vieillissement en bonne santé et réduire le risque de maladies chroniques.

Stratégies pour une alimentation saine et une hydratation

Une alimentation saine et une hydratation saine sont des éléments essentiels d'un mode de vie sain, en particulier pour les personnes âgées. Voici quelques stratégies qui peuvent contribuer à promouvoir une alimentation saine et une hydratation saine :

1. Planifiez à l'avance : Planifier à l'avance peut contribuer à garantir que des aliments sains sont facilement disponibles et peut contribuer à prévenir les collations ou les repas au restaurant malsains. Prenez le temps de planifier vos repas et collations pour la semaine et dressez une liste de courses pour vous assurer que les ingrédients nécessaires sont à portée de main.

2. Adoptez une alimentation équilibrée : Une alimentation équilibrée est essentielle au maintien d'une bonne santé. Visez une variété d'aliments riches en nutriments tels que des fruits, des légumes, des grains entiers, des sources de protéines maigres et des graisses saines. Choisissez des aliments faibles en gras saturés et trans, en sodium et en sucres ajoutés.

3. Surveillez la taille des portions : les personnes âgées peuvent avoir besoin de moins de calories à mesure qu'elles vieillissent, et la taille des portions doit être ajustée en conséquence. Utilisez des assiettes, des bols et des tasses plus petits et faites attention à la taille des portions. Mangez lentement et savourez chaque bouchée pour éviter de trop manger.

4. Restez hydraté : Rester hydraté est important pour la santé globale, surtout à mesure que nous vieillissons. Les personnes âgées devraient s'efforcer de boire au moins 8 tasses d'eau par jour et éviter les boissons sucrées ou riches en calories. Gardez une bouteille d'eau à portée de main et buvez de l'eau tout au long de la journée.

5. Choisissez des aliments riches en nutriments : Les aliments riches en nutriments sont ceux qui sont riches en nutriments mais relativement faibles en calories. Les exemples incluent les légumes-feuilles, les baies, les noix et les sources de protéines maigres telles que le poisson et la volaille. Ces aliments peuvent contribuer à

promouvoir une bonne santé et à prévenir les maladies chroniques.

6. Limitez les aliments transformés : Les aliments transformés sont souvent riches en sodium, en sucres ajoutés et en graisses malsaines, et doivent être limités autant que possible. Choisissez des aliments frais et entiers autant que possible et lisez les étiquettes des aliments pour éviter les aliments riches en ingrédients malsains.

7. Recherchez de l'aide : Manger sainement peut être un défi, en particulier pour ceux qui sont habitués à une alimentation moins saine. Recherchez le soutien d'amis, de membres de votre famille ou d'un diététiste professionnel qui peut vous fournir des conseils et un soutien pour adopter des habitudes alimentaires saines.

Dans l'ensemble, une alimentation saine et une hydratation sont des éléments essentiels d'un mode de vie sain pour les personnes âgées. En planifiant à l'avance, en adoptant une alimentation équilibrée, en surveillant la taille des portions, en restant hydratées, en choisissant des aliments riches en nutriments, en limitant les aliments transformés et en recherchant du soutien, les personnes âgées peuvent maintenir une bonne santé et promouvoir leur bien-être général.

Les bienfaits de l'exercice et comment l'intégrer dans la vie quotidienne

L'exercice régulier est l'une des choses les plus importantes que nous puissions faire pour notre santé physique et mentale, surtout en vieillissant. Voici quelques-uns des principaux avantages de l'exercice et des stratégies pour l'intégrer dans la vie quotidienne :

Avantages physiques : L'exercice peut aider à maintenir ou à améliorer la santé cardiovasculaire, la densité osseuse, l'équilibre, la flexibilité et la masse musculaire. Il a également été démontré que l'exercice régulier réduit le risque de maladies chroniques telles que les maladies cardiaques, les accidents vasculaires cérébraux, le diabète et certains types de cancer.

Avantages pour la santé mentale : Il a été démontré que l'exercice améliore l'humeur, réduit les symptômes d'anxiété et de dépression et améliore la fonction cognitive. L'exercice régulier peut également améliorer la qualité du sommeil et réduire le niveau de stress.

Types d'exercice : Il existe de nombreux types d'exercices qui peuvent bénéficier aux personnes âgées, notamment les exercices d'aérobic, de musculation, d'équilibre et de flexibilité. Une combinaison de différents types d'exercices est recommandée pour un bénéfice maximal.

Intégrer l'exercice à la vie quotidienne : Il existe de nombreuses façons d'intégrer l'exercice à la vie quotidienne, même pour ceux qui ont des horaires chargés ou des difficultés de mobilité. Certaines stratégies consistent à faire une marche rapide pendant les pauses déjeuner, à utiliser des bandes de résistance ou des exercices de poids corporel à la maison, à suivre un cours de danse ou à pratiquer le yoga, ainsi qu'à jardiner ou à effectuer des tâches ménagères.

Fixer des objectifs réalistes : Il est important de fixer des objectifs d'exercice réalistes, réalisables et durables à long terme. Commencez par de petits objectifs et augmentez progressivement l'intensité et la durée de l'exercice à mesure que votre condition physique s'améliore. Il est également important d'être à l'écoute de son corps et de se reposer en cas de besoin.

Rechercher du soutien : L'exercice peut être plus agréable et efficace lorsqu'il est pratiqué avec d'autres. Recherchez des partenaires d'exercice, rejoignez un cours ou un club de fitness, ou travaillez avec un entraîneur personnel ou un physiothérapeute qui peut vous fournir des conseils et un soutien pour un exercice sûr et efficace.

Dans l'ensemble, l'exercice régulier est essentiel pour promouvoir la santé physique et mentale, surtout à mesure que nous vieillissons. En intégrant différents types d'exercices dans la vie quotidienne, en fixant des objectifs réalistes et en recherchant du soutien en cas de besoin, les personnes âgées peuvent maintenir une bonne santé et promouvoir leur bien-être général.

Chapitre : 4 Dormir et gestion du stress

La gestion du sommeil et du stress sont deux éléments importants de la santé et du bien-être général, en particulier chez les personnes âgées. Voici quelques stratégies pour favoriser un sommeil sain et gérer le stress :

Établissez un horaire de sommeil régulier : Couchez-vous et réveillez-vous à la même heure tous les jours, même le week-end. Cela aide à réguler l'horloge interne du corps et favorise un meilleur sommeil.

Créez un environnement de sommeil relaxant : Créez un environnement de sommeil frais, calme et sombre. Utilisez une literie et des oreillers confortables et retirez les appareils électroniques de la chambre.

Limiter les stimulants : Évitez les stimulants tels que la caféine et la nicotine, surtout l'après-midi et le soir.

Pratiquez des techniques de relaxation : Les techniques de relaxation telles que la respiration profonde, la relaxation musculaire progressive et l'imagerie guidée peuvent aider à réduire le stress et favoriser la relaxation.

Exercice régulier : Il a été démontré que l'exercice régulier améliore la qualité du sommeil et réduit les niveaux de stress. Visez au moins 30 minutes d'exercice d'intensité modérée la plupart des jours de la semaine.

Limiter le temps d'écran : L'exposition à la lumière bleue des appareils électroniques peut perturber le sommeil. Limitez le temps passé devant un écran avant de vous coucher et envisagez d'utiliser des lunettes ou des filtres bloquant la lumière bleue.

Pratiquez une bonne hygiène du sommeil : Une bonne hygiène du sommeil consiste à éviter les repas copieux, l'alcool et les exercices vigoureux avant le coucher. Cela comprend également l'établissement d'une routine relaxante au coucher, comme prendre un bain chaud ou lire un livre.

Rechercher de l'aide : Si le stress affecte le sommeil, demandez l'aide d'un professionnel de la santé mentale qui pourra vous fournir des conseils et un soutien sur les techniques de gestion du stress.

Dans l'ensemble, un sommeil sain et une gestion du stress sont des éléments essentiels de la santé et du bien-être général, en particulier chez les personnes âgées. En établissant un horaire de sommeil régulier, en créant un environnement de sommeil relaxant, en limitant les stimulants, en pratiquant des techniques de relaxation, en faisant régulièrement de l'exercice, en limitant le temps passé devant un écran, en pratiquant une bonne hygiène du sommeil et en recherchant du soutien en cas de besoin, les personnes âgées peuvent favoriser un sommeil sain et gérer efficacement le stress.

L'importance d'un bon sommeil

Un bon sommeil est essentiel à la santé et au bien-être en général, et cela devient encore plus important à mesure que nous vieillissons. Voici quelques-unes des principales raisons pour lesquelles un bon sommeil est important :

Santé physique : Un bon sommeil est essentiel à la santé physique. Il aide à favoriser la guérison et la réparation des tissus, soutient la fonction immunitaire et régule les hormones qui contrôlent l'appétit et le métabolisme.

Santé mentale : Un bon sommeil est également essentiel à la santé mentale. Il contribue à améliorer l'humeur, les fonctions cognitives et la mémoire et peut réduire les symptômes d'anxiété et de dépression.

La prévention des maladies : Il a été démontré qu'un bon sommeil réduit le risque de maladies chroniques telles que les maladies cardiaques, les accidents vasculaires cérébraux, le diabète et certains types de cancer.

Sécurité : Un bon sommeil est important pour la sécurité, en particulier pour les personnes âgées qui peuvent être plus sujettes aux chutes et aux accidents. Un bon sommeil aide à maintenir la vigilance et réduit les risques d'accidents.

Qualité de vie : Un bon sommeil est essentiel pour maintenir une bonne qualité de vie. Il aide à améliorer les niveaux d'énergie, réduit la douleur et favorise le bien-être général.

Pour favoriser un bon sommeil, il est important d'établir un horaire de sommeil régulier, de créer un environnement de sommeil relaxant, de limiter les stimulants, de pratiquer des techniques de relaxation, de faire de l'exercice régulièrement, de limiter le temps passé devant un écran, de pratiquer une bonne hygiène du sommeil et de demander de l'aide en cas de besoin. En donnant la priorité à un bon sommeil, les personnes âgées peuvent favoriser leur santé et leur bien-être en général et bénéficier d'une meilleure qualité de vie.

Stratégies pour mieux dormir

Un sommeil de bonne qualité est essentiel à la santé et au bien-être en général, mais de nombreuses personnes âgées ont des problèmes de sommeil. Voici quelques stratégies pour mieux dormir :

1. Respectez un horaire de sommeil cohérent : couchez-vous et réveillez-vous à la même heure chaque jour, même le week-end. Cela aide à réguler l'horloge interne du corps et favorise un meilleur sommeil.

2. Créez un environnement de sommeil relaxant : créez un environnement de

sommeil frais, calme et sombre. Utilisez une literie et des oreillers confortables et retirez les appareils électroniques de la chambre.

3. Limitez les stimulants : évitez les stimulants tels que la caféine et la nicotine, surtout l'après-midi et le soir.

4. Pratiquez des techniques de relaxation : des techniques de relaxation telles que la respiration profonde, la relaxation musculaire progressive et l'imagerie guidée peuvent aider à réduire le stress et à favoriser la relaxation.

5. Faites de l'exercice régulièrement : Il a été démontré que l'exercice régulier améliore la qualité du sommeil et réduit les niveaux de stress. Visez au moins 30 minutes d'exercice d'intensité modéréeTemps d'écran : L'exposition à la lumière bleue des appareils électroniques peut interférer avec le sommeil. Limitez le temps passé devant un écran avant de vous coucher et envisagez d'utiliser des lunettes ou des filtres bloquant la lumière bleue.

6. Pratiquez une bonne hygiène du sommeil : Une bonne hygiène du sommeil consiste à éviter les repas copieux, l'alcool et les exercices vigoureux avant le coucher. Cela comprend également l'établissement d'une routine relaxante au coucher, comme prendre un bain chaud ou lire un livre.

7. Résoudre les problèmes médicaux : Certains problèmes médicaux, tels que l'apnée du sommeil ou le syndrome des jambes sans repos, peuvent interférer avec le sommeil. Si vous pensez avoir un problème médical qui affecte votre sommeil, parlez-en à votre médecin.

8. Gérer le stress : Le stress peut interférer avec le sommeil. Essayez des techniques de réduction du stress telles que la respiration profonde, la méditation ou le yoga.

9. Envisagez la thérapie cognitivo-comportementale pour l'insomnie (TCC-I) : la TCC-I est une forme de thérapie par la parole qui se concentre sur le changement des pensées et des comportements qui interfèrent avec le sommeil. Il s'est avéré

efficace pour améliorer la qualité du sommeil chez les personnes âgées.

En établissant un horaire de sommeil régulier, en créant un environnement de sommeil relaxant, en limitant les stimulants, en pratiquant des techniques de relaxation, en faisant régulièrement de l'exercice, en limitant le temps passé devant un écran, en pratiquant une bonne hygiène du sommeil, en traitant des problèmes médicaux, en gérant le stress et en envisageant la TCC-I, les personnes âgées peuvent améliorer leur la qualité du sommeil et favorisent la santé et le bien-être en général.

L'impact du stress sur la longévité et comment le gérer

Le stress est une expérience courante chez de nombreuses personnes âgées et peut avoir un impact significatif sur la longévité. Le stress chronique a été associé à une série de problèmes de santé, notamment les maladies cardiovasculaires, le diabète et le dysfonctionnement du système immunitaire. Voici un aperçu plus approfondi de l'impact du stress sur la longévité et de la manière de le gérer :

L'impact du stress sur la longévité : Le stress chronique peut entraîner toute une série de problèmes de santé susceptibles de raccourcir la durée de vie. Par exemple, des niveaux élevés d'hormones de stress comme le cortisol peuvent endommager les vaisseaux sanguins et augmenter le risque de maladie cardiaque. Le stress chronique peut également affaiblir le système immunitaire, rendant plus difficile la lutte du corps contre les infections et les maladies.

Techniques de gestion du stress : Il existe plusieurs techniques de gestion du stress qui peuvent aider à réduire l'impact du stress sur le corps. Ceux-ci inclus :

Techniques de relaxation : Des techniques telles que la respiration profonde, la relaxation musculaire progressive et la méditation peuvent aider à réduire les niveaux de stress et favoriser la relaxation.

Exercice : Il a été démontré que l'exercice régulier est un moyen efficace de réduire le stress. L'exercice peut aider à réduire les hormones du stress et à améliorer l'humeur.

Aide sociale : Avoir un solide réseau de soutien social peut aider à réduire le stress. Parler à des amis ou à des membres de la famille, rejoindre un groupe de soutien ou demander des conseils professionnels peuvent tous aider à gérer le stress.

Gestion du temps : Apprendre à gérer efficacement son temps peut aider à réduire les niveaux de stress. Hiérarchiser les tâches, fixer des objectifs réalistes et apprendre à dire « non » aux engagements non essentiels peuvent aider à réduire les niveaux de stress.

Choix de modes de vie sains : Avoir une alimentation saine, faire de l'exercice régulièrement et éviter l'alcool et le tabac peuvent tous contribuer à réduire les niveaux de stress.

Réduction du stress basée sur la pleine conscience : La réduction du stress basée sur la pleine conscience (MBSR) est un type de programme de gestion du stress qui combine la méditation de pleine conscience et le yoga. Il a été démontré que le MBSR est efficace pour réduire les niveaux de stress et améliorer le bien-être général.

Thérapie cognitivo- comportementale : La thérapie cognitivo- comportementale (TCC) est un type de thérapie qui aide les individus à identifier et à modifier les schémas de pensée et de comportement négatifs. Il a été démontré que la TCC est efficace pour réduire les niveaux de stress et améliorer le bien-être général.

Le stress peut avoir un impact significatif sur la longévité, mais il existe plusieurs techniques de gestion du stress qui peuvent aider à réduire son impact. Les techniques de relaxation, l'exercice, le soutien social, la gestion du temps, les choix de modes de vie sains, la réduction du stress basée sur la pleine conscience et la thérapie cognitivo-comportementale sont autant de moyens efficaces de gérer le stress et de promouvoir le bien-être général.

Chapitre 5 : Santé cérébrale et forme cognitive

La santé cérébrale et la forme cognitive sont des éléments essentiels de la longévité. En vieillissant, notre cerveau subit des changements qui peuvent affecter les fonctions cognitives, la mémoire et l'apprentissage. Cependant, plusieurs stratégies peuvent être utilisées pour maintenir la forme cognitive et promouvoir la santé cérébrale.

La science de la santé cérébrale : Le cerveau est un organe complexe et il reste encore beaucoup à apprendre sur son fonctionnement. Cependant, des recherches ont montré que le cerveau est capable de changer et de s'adapter tout au long de la vie. Cette capacité, connue sous le nom de neuroplasticité, signifie que le cerveau peut se réorganiser en réponse à de nouvelles expériences et à de nouveaux apprentissages.

L'impact du vieillissement sur le cerveau : En vieillissant, le cerveau subit des changements qui peuvent affecter les fonctions cognitives. Par exemple, le volume du cerveau diminue et le nombre de neurones et de synapses diminue. Ces changements peuvent entraîner des difficultés de mémoire, d'apprentissage et d'autres fonctions cognitives.

Stratégies pour maintenir la forme cognitive : Il existe plusieurs stratégies qui peuvent être utilisées pour maintenir la forme cognitive et promouvoir la santé cérébrale. Ceux-ci inclus :

- Stimulation mentale : s'engager dans des activités mentalement stimulantes, telles que lire, jouer à des jeux et acquérir de nouvelles compétences, peut aider à maintenir la fonction cognitive.

- Exercice physique : Il a été démontré que l'exercice régulier favorise la santé du cerveau et améliore la fonction cognitive.

- Alimentation saine : Une alimentation saine, riche en fruits, légumes, grains entiers et protéines maigres, peut fournir les nutriments nécessaires à la santé du cerveau.

- Engagement social : Rester engagé socialement peut contribuer à promouvoir la santé cérébrale et à réduire le risque de déclin cognitif.

- Sommeil : un sommeil suffisamment réparateur est essentiel à la santé cérébrale et aux fonctions cognitives.

- Gestion du stress : La gestion du stress peut aider à réduire l'impact des hormones du stress sur le cerveau et à favoriser la santé cérébrale.

L'importance de l'entraînement cérébral : Les exercices d'entraînement cérébral, tels que ceux conçus pour améliorer la mémoire, l'attention et les capacités de résolution de problèmes, peuvent aider à maintenir la fonction cognitive et à promouvoir la santé cérébrale. Ces exercices peuvent être effectués via des programmes informatiques, des applications mobiles ou des programmes de formation en personne.

Le rôle de la neuroplasticité : La capacité du cerveau à changer et à s'adapter tout au long de la vie, connue sous le nom de neuroplasticité, peut être exploitée pour promouvoir la santé cérébrale et la forme cognitive. En s'engageant dans des activités mentalement stimulantes, de l'exercice physique et d'autres stratégies, les individus peuvent contribuer à maintenir et même à améliorer leurs fonctions cognitives à mesure qu'ils vieillissent.

La santé cérébrale et la forme cognitive sont des éléments essentiels de la longévité. Des stratégies telles que la stimulation mentale, l'exercice physique, une alimentation saine, l'engagement social, le sommeil, la gestion du stress, l'entraînement cérébral et la promotion de la neuroplasticité peuvent toutes contribuer à maintenir la fonction cognitive et à promouvoir la santé cérébrale à mesure que nous vieillissons.

La science de la santé cérébrale et du vieillissement

Le cerveau est un organe complexe qui subit des modifications avec l'âge. L'étude de la santé cérébrale et du vieillissement est un domaine de recherche qui a suscité une attention croissante ces dernières années, alors que le nombre de personnes de plus de 65 ans continue d'augmenter.

L'un des changements les plus importants qui se produisent dans le cerveau vieillissant est la réduction du volume cérébral. Cela est dû à une perte de neurones et des connexions entre eux, appelées synapses. Ces changements peuvent entraîner un déclin des fonctions cognitives, notamment de la mémoire, de l'attention et des fonctions exécutives.

Cependant, la recherche a également montré que le cerveau est capable de changer et de s'adapter tout au long de la vie, un processus appelé neuroplasticité. Cela signifie que même chez les personnes âgées, le cerveau a la capacité d'établir de nouvelles connexions et de se réorganiser en réponse à de nouvelles expériences et à de nouveaux apprentissages.

Plusieurs facteurs peuvent affecter la santé cérébrale et la fonction cognitive des personnes âgées. Ceux-ci inclus :

- Facteurs liés au mode de vie : Il a été démontré qu'un mode de vie sain, comprenant de l'exercice physique régulier, une alimentation saine, un engagement social et une gestion du stress, a un impact positif sur la santé cérébrale et la fonction cognitive.

- Génétique : Certains gènes ont été associés à un risque accru de déclin cognitif et de démence liés à l'âge.

- Conditions médicales : Les conditions médicales chroniques, telles que l'hypertension, le diabète et les maladies cardiovasculaires, peuvent augmenter le risque de déclin cognitif.

- Facteurs environnementaux : l'exposition à des toxines, telles que la pollution de l'air, et les traumatismes crâniens ont été associés à un risque accru de déclin cognitif.

Plusieurs stratégies peuvent être utilisées pour promouvoir la santé cérébrale et la fonction cognitive chez les personnes âgées. Ceux-ci inclus :

- Stimulation mentale : s'engager dans des activités mentalement stimulantes, telles que lire, jouer à des jeux et acquérir de nouvelles compétences, peut aider à maintenir les fonctions cognitives.

- Exercice physique : Il a été démontré que l'exercice régulier favorise la santé du cerveau et améliore la fonction cognitive.

- Une alimentation saine : Une alimentation saine, riche en fruits, légumes, grains entiers et protéines maigres, peut fournir les nutriments nécessaires à la santé du cerveau.

- Engagement social : rester engagé socialement peut contribuer à promouvoir la santé cérébrale et à réduire le risque de déclin cognitif.

- Sommeil : un sommeil suffisamment réparateur est essentiel à la santé cérébrale et aux fonctions cognitives.

- Gestion du stress : La gestion du stress peut aider à réduire l'impact des hormones du stress sur le cerveau et à favoriser la santé cérébrale.

La santé cérébrale et le vieillissement sont des sujets complexes qui nécessitent une recherche et une attention continues. Bien que certains changements soient inévitables à mesure que nous vieillissons, plusieurs stratégies peuvent être utilisées pour promouvoir la santé cérébrale et maintenir la fonction cognitive chez les personnes âgées. Un mode de vie sain, comprenant la stimulation mentale, l'exercice physique, une alimentation saine, l'engagement social, le sommeil et la gestion du stress, peuvent tous jouer un rôle dans la promotion de la santé cérébrale à mesure que nous vieillissons.

Stratégies pour maintenir la forme cognitive

Le maintien de la forme cognitive est un aspect important du vieillissement en bonne santé. La capacité cognitive fait référence à la capacité de penser clairement, d'apprendre et de mémoriser de nouvelles informations, de résoudre des problèmes et de prendre des décisions. À mesure que nous vieillissons, nos capacités cognitives peuvent diminuer, ce qui rend plus difficile l'exécution des activités quotidiennes et le maintien de l'indépendance. Cependant, plusieurs stratégies peuvent être utilisées pour maintenir la forme cognitive et réduire le risque de déclin cognitif lié à l'âge.

Stimulation mentale : S'engager régulièrement dans des activités mentalement stimulantes peut aider à maintenir la fonction cognitive. Cela peut inclure des activités telles que lire, jouer à des jeux, faire des puzzles et apprendre de nouvelles compétences ou langues. Il est important de se mettre au défi et de s'engager dans des activités nouvelles et stimulantes.

Exercice physique : Il a été démontré que l'exercice physique régulier présente de nombreux avantages pour la fonction cognitive. L'exercice contribue à augmenter le flux sanguin vers le cerveau, favorise la croissance de nouvelles cellules cérébrales et améliore les connexions entre les cellules cérébrales existantes. Tout type d'exercice peut être bénéfique, y compris la marche, le vélo, la natation et la musculation.

Un régime sain : Une alimentation saine peut fournir les nutriments nécessaires à la santé cognitive. Une alimentation riche en fruits, légumes, grains entiers, protéines maigres et graisses saines telles que les acides gras oméga-3 a été associée à une amélioration de la fonction cognitive.

Engagement social : Rester socialement engagé peut aider à promouvoir la fonction cognitive. L'engagement social peut inclure des activités telles que le bénévolat, l'adhésion à des clubs ou à des groupes et le fait de passer du temps avec les amis et la famille. L'isolement social est associé à un risque plus élevé de déclin cognitif. Il est donc important de rester en contact avec les autres.

Dormir : Un sommeil suffisamment réparateur est essentiel à la fonction cognitive. Le sommeil aide à consolider les souvenirs et favorise l'élimination des déchets du cerveau. Il est important d'établir un horaire de sommeil régulier et de pratiquer une bonne hygiène du sommeil, comme éviter les écrans avant le coucher et créer un environnement de sommeil confortable.

La gestion du stress : La gestion du stress peut aider à réduire l'impact des hormones du stress sur le cerveau et à favoriser la santé cognitive. Les stratégies de gestion du stress peuvent inclure l'exercice, la méditation de pleine conscience, la respiration profonde et les techniques de relaxation.

Programmes d'entraînement cérébral : Il existe plusieurs programmes et applications informatiques conçus pour promouvoir les fonctions cognitives. Ces programmes peuvent offrir une stimulation et un défi cognitifs, mais il est important de choisir des programmes étayés par des preuves scientifiques.

Le maintien de la forme cognitive est un aspect important du vieillissement en bonne santé. Les stratégies pour maintenir la forme cognitive peuvent inclure la pratique d'activités mentalement stimulantes, l'exercice physique régulier, une alimentation saine, l'engagement social, un sommeil suffisamment réparateur, la gestion du stress et la participation à des programmes d'entraînement cérébral. En intégrant ces stratégies à votre routine quotidienne, vous pouvez promouvoir la santé cognitive et réduire le risque de déclin cognitif lié à l'âge.

Les bénéfices de l'apprentissage tout au long de la vie et de la stimulation intellectuelle

L'apprentissage tout au long de la vie et la stimulation intellectuelle sont des éléments clés d'un vieillissement en bonne santé. Les avantages de ces pratiques vont au-delà de l'acquisition de nouvelles connaissances et compétences. Il a été démontré que l'apprentissage tout au long de la vie et la stimulation intellectuelle favorisent la santé cognitive, augmentent l'engagement social et améliorent le bien-être général.

Santé cognitive : L'apprentissage tout au long de la vie et la stimulation intellectuelle ont été associés à une amélioration des fonctions cognitives et à une réduction du risque de déclin cognitif. S'engager dans des activités mentalement stimulantes, comme apprendre une nouvelle langue ou jouer d'un instrument de musique, peut aider à maintenir et même à améliorer les capacités cognitives.

Engagement social : L'apprentissage tout au long de la vie et la stimulation intellectuelle peuvent offrir des opportunités d'engagement et de connexion sociales. Suivre des cours ou assister à des conférences peut offrir des opportunités de rencontrer de nouvelles personnes et de nouer des liens sociaux.

Bien-être amélioré : S'engager dans des activités intellectuelles peut procurer un sentiment d'utilité et d'épanouissement. Apprendre de nouvelles choses et se mettre au défi peuvent également favoriser un sentiment d'accomplissement et d'estime de soi.

Plasticité cérébrale améliorée : La plasticité cérébrale est la capacité du cerveau à changer et à s'adapter tout au long de la vie. Il a été démontré que s'engager dans une stimulation intellectuelle favorise la plasticité cérébrale, contribuant ainsi à maintenir et même à améliorer les capacités cognitives.

L'avancement de carrière : L'apprentissage tout au long de la vie peut offrir des opportunités d'avancement et de développement professionnel. L'acquisition de nouvelles compétences et connaissances peut faire de vous un candidat plus compétitif pour les opportunités d'emploi et peut conduire à des promotions et à des salaires plus élevés.

Croissance personnelle : S'engager dans l'apprentissage tout au long de la vie et la stimulation intellectuelle peut favoriser la croissance et le développement personnels. Cela peut aider les individus à mieux se comprendre eux-mêmes et à mieux comprendre le monde qui les entoure, conduisant ainsi à une vie plus épanouissante et plus significative.

Quel'apprentissage professionnel et la stimulation intellectuelle sont des éléments importants du vieillissement en bonne santé. Les avantages de ces pratiques vont au-delà de l'acquisition de nouvelles connaissances et compétences, notamment une fonction cognitive améliorée, un engagement social accru, un bien-être amélioré, une plasticité cérébrale améliorée, un avancement de carrière et une croissance personnelle. S'engager dans des activités intellectuellement stimulantes peut favoriser un sentiment d'utilité et d'épanouissement et contribuer à une vie plus saine et plus satisfaisante.

Chapitre 6 : Durée de santé et prévention des maladies

La durée de santé fait référence à la période de la vie pendant laquelle un individu est en bonne santé et exempt de maladies chroniques. La prévention des maladies est un élément essentiel pour atteindre et maintenir une santé longue et saine. En prenant des mesures pour prévenir ou gérer les maladies chroniques, les individus peuvent améliorer leur qualité de vie et prolonger leurs années de vie en bonne santé.

Prévention des maladies chroniques : Les maladies chroniques, telles que les maladies cardiaques, le diabète et le cancer, sont des causes majeures de mortalité et de morbidité. De nombreuses maladies chroniques sont évitables ou peuvent être gérées grâce à des modifications du mode de vie, comme le maintien d'une alimentation saine, l'exercice régulier et l'évitement du tabac et de la consommation excessive d'alcool.

Vaccinations : Les vaccinations sont un élément essentiel de la prévention des maladies. Les vaccins peuvent protéger les individus contre les maladies infectieuses telles que la grippe, la pneumonie et le zona.

Dépistage : La détection et le traitement précoces des maladies sont essentiels à la prévention des maladies. Le dépistage systématique de maladies telles que le cancer du sein, le cancer du côlon et l'hypertension peut aider à détecter et à traiter les maladies à un stade précoce, avant qu'elles ne progressent vers des stades plus graves.

La gestion du stress : Le stress chronique a été associé à divers problèmes de santé, notamment les maladies cardiovasculaires, la dépression et le dysfonctionnement immunitaire. Des techniques efficaces de gestion du stress, telles que la méditation de pleine conscience et le yoga, peuvent contribuer à réduire les niveaux de stress et à favoriser le bien-être général.

Hygiène du sommeil : Une bonne hygiène du sommeil est essentielle à la santé globale et à la prévention des maladies. La privation de sommeil a été associée à divers problèmes de santé, notamment l'obésité, les maladies cardiovasculaires et l'altération de la fonction immunitaire. Maintenir un horaire de sommeil régulier, éviter la caféine et l'alcool avant le coucher et créer un environnement de sommeil confortable peuvent tous contribuer à améliorer la qualité du sommeil.

Régime équilibré : Le maintien d'une alimentation saine est crucial pour la prévention des maladies. Une alimentation riche en fruits, légumes, grains entiers et protéines maigres peut aider à prévenir les maladies chroniques telles que les maladies cardiaques, le diabète et le cancer.

La prévention des maladies est un élément essentiel pour atteindre et maintenir une santé longue et saine. En prenant des mesures pour prévenir ou gérer les maladies chroniques, les individus peuvent améliorer leur qualité de vie et prolonger leurs années de vie en bonne santé. Les stratégies de prévention des maladies comprennent la prévention des maladies chroniques, les vaccinations, le dépistage, la gestion du stress, l'hygiène du sommeil et le maintien d'une alimentation saine. En intégrant ces stratégies dans la vie quotidienne, les individus peuvent promouvoir leur santé et leur bien-être en général et maximiser leur espérance de vie.

L'importance de la durée de vie comme mesure de la longévité

La durée de santé fait référence à la période de la vie pendant laquelle un individu est en bonne santé et exempt de maladies chroniques. Contrairement à la durée de vie, qui mesure le nombre total d'années qu'une personne vit, la durée de vie mesure la qualité de vie au cours de ces années. Maximiser la durée de vie est important pour diverses raisons, notamment la réduction du fardeau des maladies chroniques, l'amélioration de la qualité de vie et la réduction des coûts des soins de santé.

Réduction du fardeau des maladies chroniques : Maximiser la durée de vie peut réduire le fardeau des maladies chroniques telles que les maladies cardiaques, le diabète et le cancer. Les maladies chroniques contribuent largement à l'invalidité et à la mortalité et représentent un fardeau important pour les systèmes de santé du monde entier. En réduisant l'incidence et la gravité des maladies chroniques, les individus peuvent vivre plus longtemps et en meilleure santé et réduire le fardeau qui pèse sur les systèmes de santé.

Qualité de vie améliorée : Maximiser la durée de vie peut améliorer la qualité de vie au cours des dernières années. À mesure que les individus vieillissent, leur santé peut se détériorer et leur handicap s'aggraver. Maximiser la durée de vie peut aider les individus à maintenir leur indépendance et leur qualité de vie pendant ces années.

Coûts de santé réduits : Maximiser la durée de vie peut également réduire les coûts des soins de santé. Les maladies chroniques contribuent largement aux coûts des soins de santé, et en réduisant l'incidence et la gravité des maladies chroniques, les coûts des soins de santé peuvent être réduits.

Accomplissement personnel : Maximiser la durée de vie peut également apporter un épanouissement et une satisfaction personnels. Être capable de maintenir un mode de vie actif et sain peut donner aux individus un sentiment d'accomplissement et d'accomplissement.

Maximiser la durée de vie nécessite une approche globale de la santé et du bien-être. Les stratégies visant à maximiser la durée de vie comprennent le maintien d'une alimentation saine, l'exercice régulier, la gestion du stress, une bonne hygiène du sommeil et la prévention des maladies. En intégrant ces stratégies dans la vie quotidienne, les individus peuvent promouvoir leur santé et leur bien-être en général et maximiser leur espérance de vie.

La durée de vie est une mesure importante de la longévité, car elle mesure la qualité de vie au cours des années qu'une personne vit. Maximiser la durée de vie est important pour réduire le fardeau des maladies chroniques, améliorer la qualité de vie, réduire les coûts des soins de santé et assurer l'épanouissement personnel. Les stratégies visant à maximiser la durée de vie nécessitent une approche globale de la santé et du bien-être et doivent être intégrées dans la vie quotidienne.

Stratégies de prévention et de détection précoce des maladies

La prévention des maladies et la détection précoce sont essentielles pour maximiser la santé et la longévité. Les stratégies préventives peuvent aider les individus à éviter ou à retarder l'apparition des maladies, tandis que la détection précoce peut aider les individus à recevoir un traitement en temps opportun et à améliorer les résultats. Voici quelques stratégies de prévention et de détection précoce des maladies :

Contrôles réguliers : Des contrôles réguliers avec un professionnel de la santé peuvent aider les individus à identifier dès le début les problèmes de santé potentiels. Ces contrôles peuvent inclure des dépistages de routine pour des affections telles que l'hypertension artérielle, le diabète et le cancer. Les prestataires de soins de santé peuvent également fournir des conseils sur les changements de mode de vie et les mesures préventives.

Vaccinations : Les vaccinations sont un outil important pour prévenir les maladies infectieuses. Des vaccins sont disponibles contre diverses maladies, notamment la grippe, la maladie pneumococcique et le zona. Les individus doivent discuter de leurs besoins en matière de vaccination avec leur professionnel de la santé.

Mode de vie sain : Maintenir un mode de vie sain est important pour la prévention des maladies. Cela implique d'avoir une alimentation saine, de faire de l'exercice régulièrement, de gérer le stress et d'éviter les comportements malsains tels que le tabagisme et la consommation excessive d'alcool.

Tests de dépistage : Les tests de dépistage peuvent aider à détecter les maladies à un stade précoce, lorsque le traitement est le plus efficace. Des exemples de tests de dépistage comprennent les mammographies du cancer du sein, les coloscopies du cancer du côlon et les tests d'antigène prostatique spécifique (PSA) pour le cancer de la prostate.

Test génétique : Les tests génétiques peuvent aider les individus à comprendre leur risque de contracter certaines maladies. Ces informations peuvent aider les individus à prendre des décisions éclairées concernant les mesures préventives et les tests de dépistage.

Auto-examens : Les auto-examens peuvent aider les individus à détecter très tôt les changements dans leur corps. Des exemples d'auto-examens comprennent les auto-examens des seins et les auto-examens cutanés.

Éducation : L'éducation est un outil important pour la prévention et la détection précoce des maladies. Les individus doivent être informés des signes et symptômes des maladies et de l'importance des tests de dépistage et des contrôles.

La prévention des maladies et la détection précoce sont essentielles pour maximiser la santé et la longévité. Les stratégies de prévention et de détection précoce des maladies comprennent des contrôles réguliers, des vaccinations, un mode de vie sain, des tests de dépistage, des tests génétiques, des auto-examens et une éducation. Les individus devraient discuter de leurs besoins en matière de prévention avec leur professionnel de la santé et prendre des décisions éclairées concernant leur santé.

Le rôle de la médecine et de la technologie modernes dans l'allongement de la durée de vie

La médecine et la technologie modernes ont eu un impact significatif sur notre capacité à prolonger la vie. Les progrès de la recherche médicale et de la technologie nous ont permis de prévenir et de traiter des maladies, de gérer des maladies chroniques et d'améliorer les résultats globaux en matière de santé. Voici quelques façons dont la médecine et la technologie modernes ont prolongé la durée de vie :

Mesures préventives : La médecine moderne a développé des mesures préventives efficaces telles que la vaccination, des contrôles réguliers et des tests de dépistage, comme nous l'avons évoqué dans la section précédente. Ces mesures ont aidé les individus à éviter ou à retarder l'apparition de maladies, entraînant ainsi une espérance de vie plus longue.

Options de traitement : La médecine moderne a développé un large éventail d'options de traitement pour les maladies, notamment des médicaments, des interventions chirurgicales et des thérapies. Ces traitements ont permis aux individus de gérer des maladies chroniques et d'améliorer leur qualité de vie. Par exemple, il a été démontré que des médicaments tels que les statines et les antihypertenseurs préviennent les maladies cardiovasculaires et les accidents vasculaires cérébraux.

Outils de diagnostic : Les progrès de la technologie médicale ont conduit au développement d'outils de diagnostic sophistiqués tels que l'IRM et la tomodensitométrie, qui permettent aux prestataires de soins de détecter les maladies à un stade précoce. Une détection précoce peut conduire à un traitement rapide et à de meilleurs résultats.

Médecine régénérative : La médecine régénérative est un domaine en évolution rapide qui promet de prolonger la durée de vie. Ce domaine implique l'utilisation de cellules souches et d'autres techniques pour réparer ou régénérer les tissus et organes endommagés.

Médecine de précision : La médecine de précision est une approche émergente des soins de santé qui prend en compte la variabilité individuelle des gènes, de l'environnement et du mode de vie.

Cette approche permet des plans de traitement personnalisés adaptés aux besoins uniques de chaque individu.

Télémédecine : La télémédecine est un domaine en pleine croissance qui permet aux individus de recevoir des soins médicaux à distance grâce à des technologies telles que la vidéoconférence et les applications mobiles. Cette approche peut améliorer l'accès aux soins, en particulier dans les zones mal desservies.

Intelligence artificielle : L'intelligence artificielle (IA) est de plus en plus utilisée dans les soins de santé pour améliorer le diagnostic, le traitement et la prévention des maladies. L'IA peut analyser de grandes quantités de données et identifier des modèles et des tendances qui peuvent ne pas être apparents aux prestataires de soins de santé.

Modernier la médecine et la technologie ont eu un impact significatif sur notre capacité à prolonger la durée de vie. Les progrès en matière de mesures préventives, d'options de traitement, d'outils de diagnostic, de médecine régénérative, de médecine de précision, de télémédecine et d'IA ont tous joué un rôle dans l'amélioration des résultats en matière de santé et dans l'allongement de la durée de vie. La poursuite des investissements dans la recherche et la technologie médicales sera cruciale pour prolonger encore la durée de vie à l'avenir.

Chapitre 7 : L'art de vieillir avec grâce

Le vieillissement est un élément naturel de la vie que nous vivons tous. Il est important d'accepter le processus de vieillissement et de l'aborder avec une attitude positive. L'art de vieillir avec grâce implique de prendre soin de sa santé physique, mentale et émotionnelle et d'accepter les changements qui accompagnent l'âge. Voici quelques stratégies pour vieillir en beauté :

Restez physiquement actif : L'exercice régulier est important pour maintenir la santé physique et prévenir les problèmes de santé liés à l'âge tels que l'ostéoporose, les maladies cardiaques et les accidents vasculaires cérébraux. Intégrer des activités telles que la marche, le yoga ou la natation à votre routine quotidienne peut vous aider à rester actif et mobile.

Maintenir une alimentation saine : Une alimentation saine, riche en fruits, légumes, grains entiers et protéines maigres, peut vous aider à maintenir un poids santé, à réduire le risque de maladies chroniques et à améliorer votre santé globale.

Restez socialement connecté : Les liens sociaux sont importants pour le bien-être mental et émotionnel, surtout à mesure que nous vieillissons. Entretenir des relations avec la famille, les amis et la communauté peut aider à prévenir la solitude et la dépression.

Pratiquez des techniques de gestion du stress : La gestion du stress est importante pour la santé globale, surtout à mesure que nous vieillissons. Des techniques telles que la méditation, la respiration profonde et le yoga peuvent aider à réduire le stress et à améliorer le bien-être émotionnel.

Dormez suffisamment : Un sommeil de bonne qualité est important pour la santé physique et mentale. En vieillissant, il peut être plus difficile de passer une bonne nuit de sommeil, mais le maintien de bonnes habitudes de sommeil peut contribuer à améliorer la qualité du sommeil.

Acceptez votre âge : Accepter et adopter les changements qui surviennent avec l'âge peut contribuer à améliorer l'estime de soi et le bien-être général. Il est important de se concentrer sur les aspects positifs du vieillissement et de célébrer la sagesse et l'expérience qui en découlent.

Participez à l'apprentissage tout au long de la vie : S'engager dans de nouvelles activités et acquérir de nouvelles compétences peut aider à garder l'esprit vif et à prévenir le déclin cognitif. Pratiquer des passe-temps, suivre des cours et lire sont tous d'excellents moyens de rester intellectuellement engagé.

Vieillir avec élégance implique de prendre soin de sa santé physique, mentale et émotionnelle et d'accepter les changements qui accompagnent l'âge. Rester physiquement actif, maintenir une alimentation saine, rester connecté socialement, pratiquer des techniques de gestion du stress, dormir suffisamment, accepter son âge et s'engager dans un apprentissage tout au long de la vie sont autant de stratégies pour vieillir en beauté. En intégrant ces stratégies dans votre vie, vous pouvez améliorer votre santé et votre bien-être en général en vieillissant.

Accepter le processus de vieillissement et trouver un sens à la vie

En vieillissant, il peut être facile de se concentrer sur les aspects négatifs du vieillissement, comme le déclin de la santé, la perte d'autonomie et les changements d'apparence. Cependant, il est important de se rappeler que le vieillissement peut également apporter de nombreuses expériences et opportunités positives. En fait, de nombreuses personnes déclarent se sentir plus heureuses et plus épanouies au cours de leurs dernières années que lorsqu'elles étaient plus jeunes.

L'une des clés pour vieillir en beauté est d'accepter le processus de vieillissement et de trouver un sens à la vie à tout âge. Cela peut impliquer de réfléchir à vos expériences de vie et de trouver des moyens de redonner à votre communauté, que ce soit par le biais du bénévolat ou du mentorat des jeunes générations. Cela peut également impliquer de continuer à poursuivre vos passions et vos intérêts, même s'ils peuvent paraître différents de ce qu'ils étaient lorsque vous étiez plus jeune.

Un autre aspect important du vieillissement avec grâce est de maintenir une attitude et des perspectives positives. La recherche a montré que les personnes ayant une attitude positive envers le vieillissement ont tendance à vivre plus longtemps et à avoir de meilleurs résultats en matière de santé physique et mentale que celles qui perçoivent le vieillissement de manière négative. Cultiver la gratitude et se concentrer sur le moment présent peut également contribuer à améliorer votre sentiment général de bien-être et de satisfaction dans la vie.

L'activité physique et les liens sociaux sont également des éléments importants pour vieillir en beauté. Rester actif et engagé peut aider à maintenir la santé physique et les fonctions cognitives, tandis que les liens sociaux peuvent procurer un sentiment d'utilité et d'appartenance. Cela peut impliquer de participer à des activités communautaires, de rejoindre des groupes sociaux ou simplement de passer du temps avec ses proches.

Enfin, il est important de reconnaître que le vieillissement fait naturellement partie de la vie et d'être gentil avec vous-même lorsque vous traversez les hauts et les bas du processus de vieillissement. Cela peut impliquer de rechercher le soutien des autres, de prendre soin de vous-même et de vous concentrer sur les choses de la vie qui vous apportent joie et épanouissement. En adoptant l'art de vieillir avec grâce, vous pourrez profiter des nombreux avantages liés au vieillissement et continuer à mener une vie pleine de sens et épanouissante.

Stratégies pour faire face à la perte et au changement

À mesure que nous vieillissons, nous subissons inévitablement toute une série de pertes et de changements, notamment la perte d'êtres chers, une santé déclinante et des changements dans nos conditions de vie. Faire face à ces changements peut être difficile, mais il existe des stratégies qui peuvent aider.

Une stratégie clé consiste à cultiver la résilience et l'adaptabilité. Cela implique de développer la capacité de rebondir après des expériences difficiles et de s'adapter à des circonstances changeantes. Renforcer la résilience peut impliquer de se concentrer sur les choses de la vie que vous pouvez contrôler, comme votre attitude et votre comportement, et d'apprendre à accepter les choses que vous ne pouvez pas contrôler.

Une autre stratégie importante consiste à rechercher un soutien social. Cela peut impliquer de se tourner vers des amis, des membres de la famille ou des groupes communautaires pour obtenir un soutien émotionnel et une aide pratique. Cela peut également impliquer de recourir à des conseils ou à une thérapie professionnelle, qui peuvent fournir un espace sûr et favorable pour gérer les émotions difficiles et acquérir de nouvelles compétences d'adaptation.

Rester engagé dans des activités significatives peut également être utile pour faire face à la perte et au changement. Cela peut impliquer de poursuivre des passe-temps ou des intérêts, de faire du bénévolat dans votre communauté ou de vous engager dans des activités créatives. Ces activités peuvent donner un but et un sens, ce qui peut être particulièrement important en période de transition ou de perte.

Enfin, il est important de prendre soin de votre santé physique et émotionnelle en période de changement et de perte. Cela peut impliquer de faire de l'exercice régulièrement, d'avoir une alimentation saine et de dormir suffisamment. Cela peut également impliquer de rechercher des soins médicaux professionnels ou un soutien en matière de santé mentale en cas de besoin.

CFaire face à la perte et au changement peut être difficile, mais il existe des stratégies qui peuvent aider. En cultivant la résilience et l'adaptabilité, en recherchant un soutien social, en restant engagé dans des activités significatives et en prenant soin de votre santé physique et émotionnelle, vous pouvez traverser les hauts et les bas du processus de vieillissement avec plus de facilité et de grâce.

Le rôle de la spiritualité et de la foi pour bien vieillir

Pour de nombreuses personnes, la spiritualité et la foi peuvent jouer un rôle important pour bien vieillir. Ces croyances peuvent donner un sens et un but, ainsi qu'un cadre pour comprendre et faire face aux défis de la vie.

Les recherches suggèrent que les personnes activement engagées dans leur foi ou leur spiritualité peuvent bénéficier de toute une gamme de bienfaits pour leur santé physique et mentale.

Par exemple, des études ont montré que les individus religieux ou spirituels peuvent présenter des taux de dépression et d'anxiété plus faibles, de meilleures capacités d'adaptation et un plus grand sentiment de soutien social. De plus, certaines études suggèrent que les pratiques religieuses ou spirituelles peuvent avoir un impact positif sur la santé physique, comme la tension artérielle, la fonction immunitaire et même la longévité.

Il existe de nombreuses manières différentes d'intégrer la spiritualité et la foi dans la vie quotidienne. Pour certaines personnes, cela peut impliquer d'assister à des services religieux réguliers, tandis que pour d'autres, cela peut impliquer de s'engager dans une prière ou une méditation personnelle. Certains peuvent trouver du réconfort dans la littérature spirituelle ou dans l'engagement communautaire, tandis que d'autres préféreront demander conseil à un chef religieux ou spirituel.

Quelles que soient les pratiques ou croyances spécifiques impliquées, cultiver un fort sentiment de spiritualité ou de foi peut être un élément important du bien vieillir. En apportant un sentiment d'utilité, de sens et de communauté, ces croyances peuvent aider les individus à relever les défis du vieillissement avec plus de résilience et de grâce. De plus, la recherche suggère que ces pratiques peuvent avoir un impact positif sur la santé physique et mentale, ce qui en fait un ajout précieux à toute stratégie de vieillissement.

Conclusion

Le L'art de la longévité ne se limite pas à vivre longtemps : il s'agit également de bien vivre. En adoptant une approche holistique de la santé et du bien-être, les individus peuvent prendre des mesures non seulement pour prolonger leur durée de vie, mais également pour améliorer leur qualité de vie.

Cela peut impliquer diverses stratégies, notamment le maintien d'une alimentation saine, la pratique régulière d'exercices physiques, la gestion du stress et du sommeil et le maintien de liens sociaux. De plus, cultiver un état d'esprit positif, adopter l'apprentissage tout au long de la vie et trouver un sens et un but peuvent tous contribuer à un sentiment de bien-être et d'épanouissement dans le processus de vieillissement.

Même si le vieillissement peut apporter son lot de défis et de changements, il est important de se rappeler qu'il existe de nombreuses ressources et stratégies disponibles pour traverser cette étape de la vie avec grâce et résilience. En adoptant une approche proactive et multiforme en matière de santé et de bien-être, les individus peuvent profiter d'une vie longue et épanouissante jusqu'à leur année dorée.s.

L'une des choses les plus importantes que j'ai apprises est que le vieillissement n'est pas un processus unique. Le parcours de chaque individu est unique et influencé par divers facteurs tels que la génétique, le mode de vie, l'environnement et les circonstances personnelles. Il existe cependant des principes généraux et des stratégies qui peuvent être adoptés pour promouvoir la santé et la longévité, indépendamment de ces différences individuelles.

Je pense qu'il est également important de reconnaître que le vieillissement peut entraîner un large éventail de défis et de changements, depuis les limitations physiques et les problèmes de santé jusqu'à la perte et au deuil. Cependant, avec le bon état d'esprit et une approche proactive du bien-être, il est possible de relever ces défis et de trouver un sens et un épanouissement dans le processus de vieillissement.